子どものお口 どう育つの？

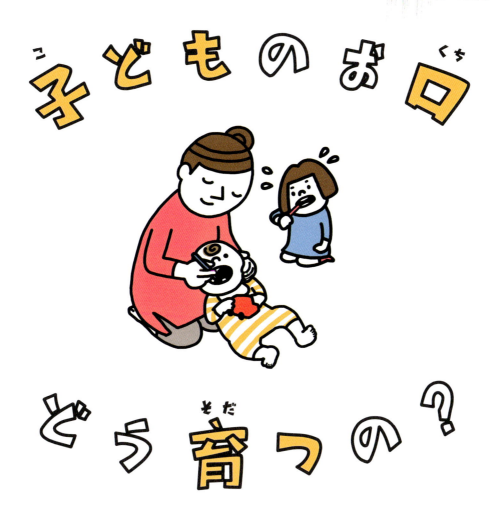

～ 口腔機能の発達がわかる本 ～

監修・解説／田村文誉　　解説／木本茂成　弘中祥司

絵／鈴木あつよ

医歯薬出版株式会社

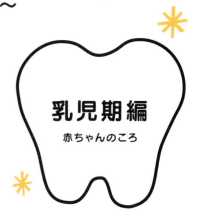

乳児期編
赤ちゃんのころ

この本について

　『子どものお口 どう育つの？』というタイトルのこの本を手に取ったあなたは、子どものお口について、ちょっと気になっていることがあったり、わからないことがあったりするということかと思います。

　子どもがうまれてくるとき、歯はまだ生えていません。次第に乳歯（子どもの歯）が生えはじめ、それが6歳前後で抜けはじめ、永久歯（大人の歯）が出てきます。子どもの口の成長はおおよそこうした感じです。

　ところで、いままで母乳やミルクを飲んでいた赤ちゃんは、歯が生えてくると次第に形のある食べものを口にするようになります。食べものをしっかり噛んで食べられるようになると、身体も成長していきます。

　また、赤ちゃんのころには大人をまねして声を発するようになりますが、成長するとしっかりと声を出し、会話ができるようになります。

　このように、子どもの口は「歯が生える」ということが、「噛んで食べること」、「身体の成長」「呼吸や発声、会話」などのさまざまなことにつながります。こうした口の役割を「口腔機能」といいます。

　この本は、そうした子どもの口腔機能について、おはなしでまとめました。おはなしのなかで、口腔機能がかかわるちょっと気になる点については、本のしたの部分にサインがあります（　歯と歯並び　、　食べること　、　身体 言語 呼吸　）。この「歯と歯並び」「食べること」「身体・会話・呼吸」はそれぞれ本の後ろに解説があります。口腔機能の発達・発育がどのようなものなのか、気になったらぜひお読みください。

　そして、子どもの口腔機能について気になることがあれば、ぜひとも、歯科医院に相談をしてみてください。歯科医院では、「むし歯をなおす」といったこれまでの治療に加えて、口の機能全体をみられるようになってきています。子どもの口を通して、全身の発達・発育のお手伝いができるかもしれません。

医歯薬出版株式会社

子どものお口 どう育つの？

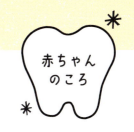
赤ちゃんのころ

―――― 目次 ――――

おはなし ………………………… P.02

[解説]
乳児期の歯と歯並び ……………… P.21
乳児期の食べること ……………… P.25
乳児期の身体・会話・呼吸 ……… P.29

―――― ご解説いただいた先生 ――――

[歯と歯並び]
木本茂成 先生
神奈川歯科大学大学院歯学研究科 口腔統合医療学講座小児歯科学分野 教授

[食べること]
田村文誉 先生
日本歯科大学附属病院 口腔リハビリテーション科 教授
日本歯科大学口腔リハビリテーション多摩クリニック

[身体・会話・呼吸]
弘中祥司 先生
昭和大学歯学部 スペシャルニーズ口腔医学講座口腔衛生学部門 教授

絵 / 鈴木あつよ

デザイン / 株式会社トラック　アートディレクター　西村貴之

おかあさんの　おなかのなかに

　　あかちゃんがいるんだって

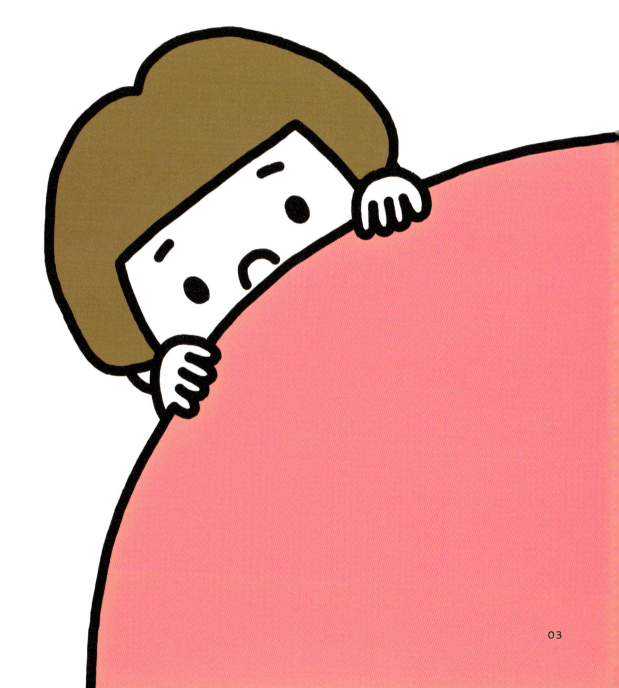

あかちゃんも　おはなしするの？

──　はじめは　ないてばかりだけど
　　きっと　おはなしできるようになるわ

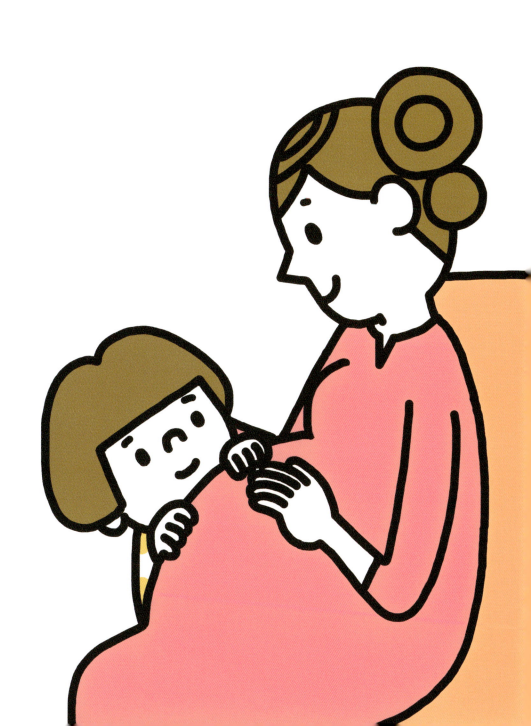

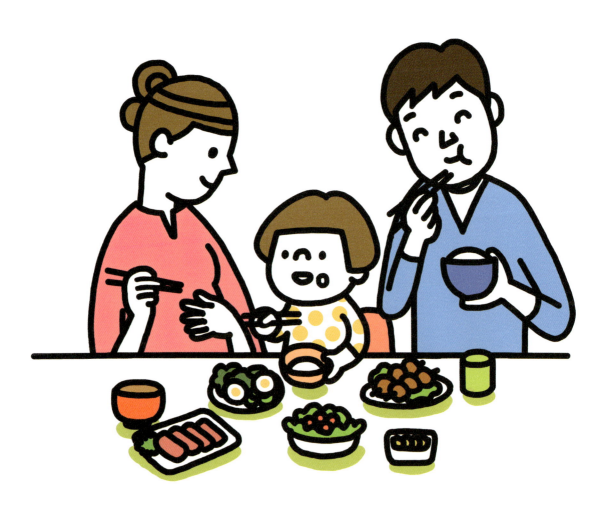

あかちゃんも　いっしょに　ごはん　たべるの？

　　　──　はじめは　おっぱい　や　みるく　だけど
　　　　　きっと　みんなで　ごはん　たべられるわ

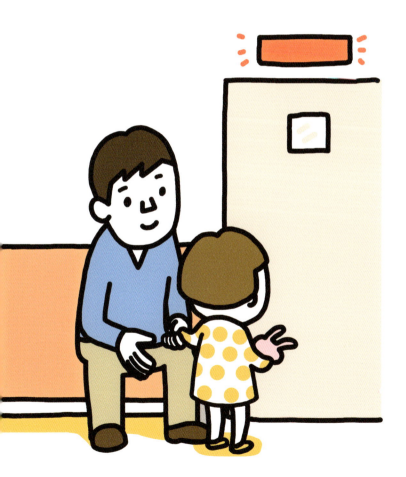

おとうとが　うまれました

はじめまして

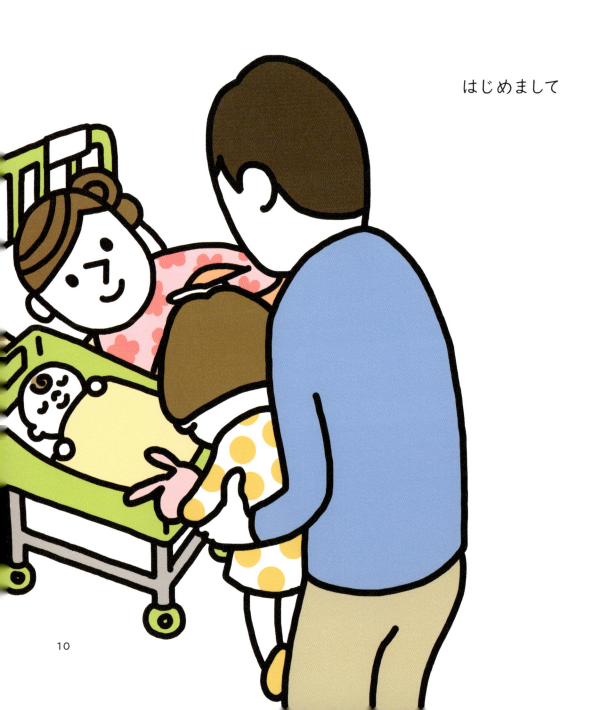

あかちゃん
はが　はえていないね

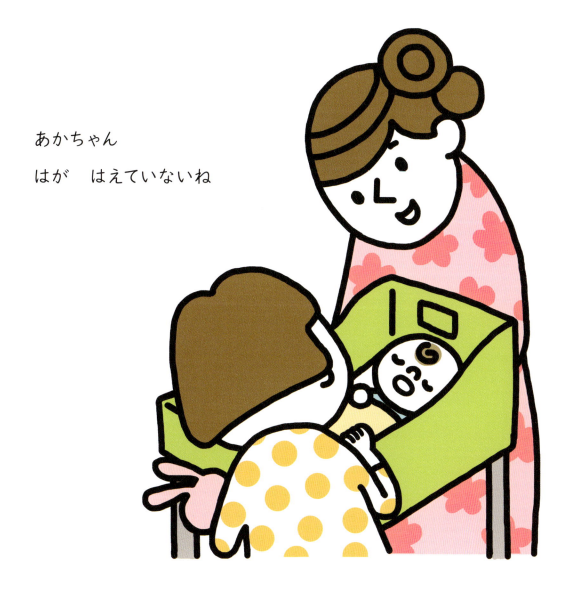

あかちゃん　なにをしているの？

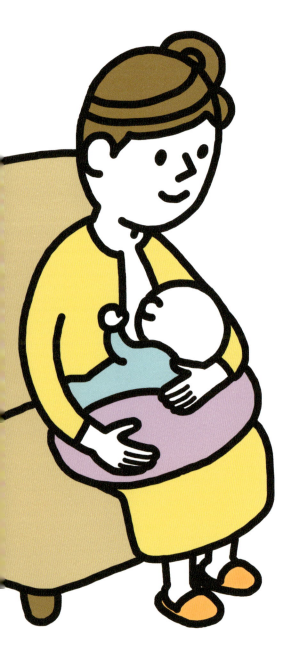
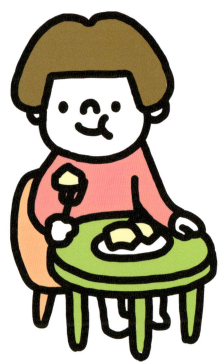

――いま　いっぱい　おっぱいを　のんで
　　おおきく　なろうと　しているの

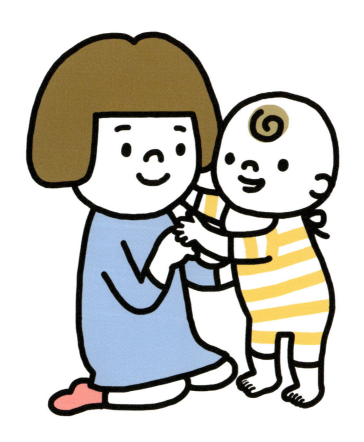

おとうとが　おおきくなってきました

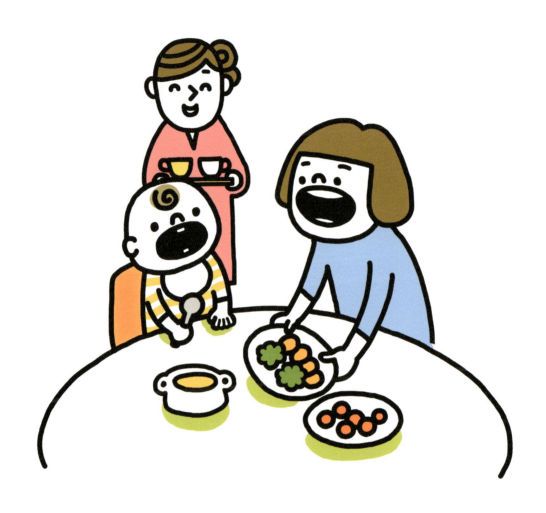

おとうとに　ちょっと　はが

はえてきたから　いっしょに　ごはんを　たべます

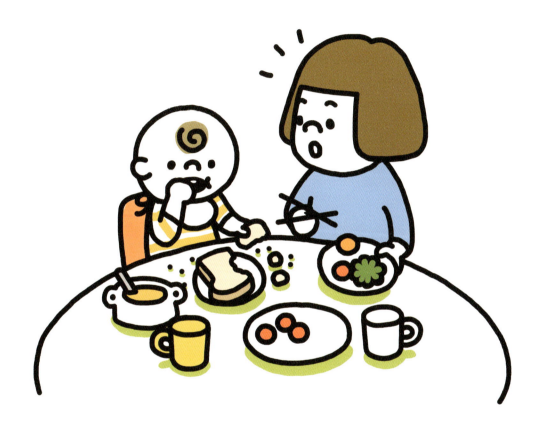

おててで　つかんで　たべちゃうの？

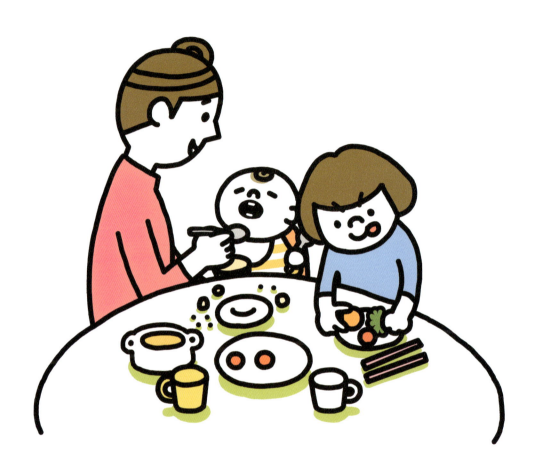

──あらあら　あなたは　おはしが　あるでしょう

　　　　　　　おはし　つかいにくいの

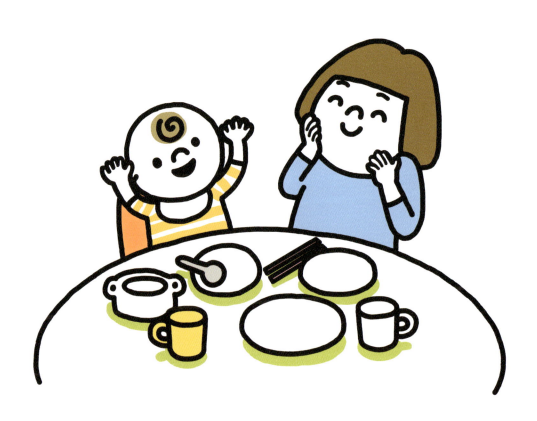

おいしかったね！

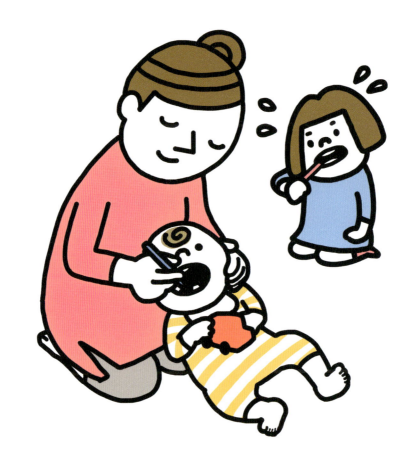

―― ごはんのあとは　はを　みがいてね

　　はぶらしも　ちょっと　にがてなんだよね

乳児期の
歯と歯並び

　生まれたての赤ちゃんにはまだ歯が生えておらず、くちびるや舌を上手に使って、お母さんの乳首や哺乳びんから母乳やミルクを吸い出します。

　生後7カ月くらいから乳歯（子どもの歯）が生え始めます。この歯は永久歯（大人の歯）が生えてくると抜けてしまうのですが、だからといって歯を磨かなかったり、むし歯を放っておいてもいいというわけではありません。

　乳児期における歯の生えかたやケアで注意するところを見ていきましょう。

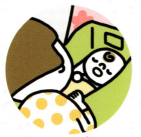
11ページ

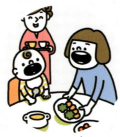
14ページ

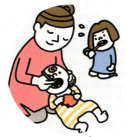
20ページ

「おはなし」のなかで出てきたこういったシーン、
実は歯と歯並びに関係があります。
気になることがあったら、ページをめくってみてください。

乳児期の歯と歯並びの発達と発育

　生後7カ月を過ぎると、下あごの前歯から歯が生えはじめます。1歳ごろまでに上下4本ずつ、合計8本の歯が生えてきます。そして1歳半の離乳が完了するころには最初の奥歯がかみあうようになり、ちょうど3歳ごろまでに上下合わせて20本の歯が生えそろいます。この時期の子どもの歯は「乳歯」と呼ばれていて、永久歯（大人の歯）が生えてくるまでのあいだに、食事をするためだけではなく、言葉を発音することや、永久歯が生えるためのスペースを保つという重要な役割をもっています。そのため、生えかわるからといって手入れをせずに乳歯をむし歯にしてしまうと、永久歯が生えるための隙間が不足して歯並びが悪くなってしまうことになります。

　1歳ごろまでは、ガーゼで歯の表面の汚れを拭き取るような手入れでも構いませんが、1歳を過ぎるとむし歯の原因菌であるミュータンス菌が口のなかに棲み着きはじめる時期を迎えますので、最初の奥歯が生えはじめてきたら、夜の就寝前には歯ブラシでしっかりと磨いて汚れを落とすことが大切です。さらに、この時期には離乳の完了期に入っていますので、健康な乳歯が揃っていることで健全な食べる機能の発達やかみあわせを育てることにつながります。

乳児期の歯と歯並びチェックポイント

- [ ] 生後7カ月を過ぎたころに、乳歯（子どもの歯）が生えはじめます。その後、3歳くらいまでに上下合わせて20本の乳歯が生えそろいます。

- [ ] 乳歯は永久歯（大人の歯）の歯並びにも影響することがあるので、いずれ抜けてしまうからといって放置せず、お手入れをしましょう。

- [ ] 1歳を過ぎたころから、むし歯になりやすくなります。子どもの就寝前に歯ブラシなどで磨いてあげましょう。

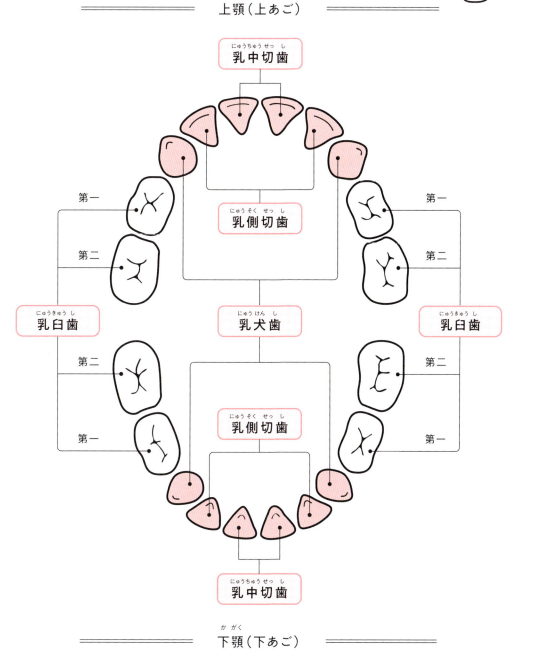

乳児期の歯と歯並びで歯科医院に相談できること

　乳児期から3歳ごろまでは、乳歯が生えそろうと同時に、母乳やミルクだけを飲むことから通常の食べものを食べるための基本的な機能を身につける重要な時期です。そのため、まず健康な歯をむし歯にしないための予防が最も重要です。

　歯科医院を訪れる時期は、最初の歯が生えはじめた時期、あるいは1歳の誕生日を目安にするとよいでしょう。その際に歯の手入れについての相談、適切な授乳と離乳の方法などについて指導を受けることができます。そして、歯の生える順番や時期に見合った歯の磨きかた、さらに間食の与えかたについても説明を受けることで、正しいむし歯の予防方法が身につきます。また、フッ化物（フッ素入りの薬）を定期的（6カ月に1度以上）に歯に塗ることで、むし歯の予防効果を高めることが可能です。

　しかし、もしむし歯ができてしまった場合にはできるだけ早い段階で治療を受けることが大切です。歯の痛みを訴えてからでは、むし歯が進行して歯を抜かなければならないこともあります。その場合には永久歯のかみあわせや歯並びの異常の原因にもなりかねません。まずはむし歯になることを防ぐことが重要ですが、もしむし歯になってしまったら早期の治療が必要です。

乳児期の歯と歯並びで歯科医院に相談できること

- ☐ 歯が生えてくる時期（最初の歯が生えてきたときや1歳の誕生日）になったら、歯科医院に行ってみましょう。
- ☐ 歯科医院では、歯の生えかた・順番や正しい歯磨きの方法などの説明を受けられます。
- ☐ むし歯が進んで、その歯を抜かなくてはならない場合、永久歯の歯並びに影響することがあります。気になることがあれば、歯科医院に相談してみましょう。

乳児期の
食べること

　子どもは、生まれてすぐは母乳やミルクを飲んで成長をします。その後、口のなかの発育に合わせて離乳食がはじまり、成長に応じて食べかたも変わってきます。つまり、乳児期は成長とともに食べものや食べかたが大きく変わってくる時期といえます。

　また、食べることは全身の成長にもつながる重要な行動です。成長すると好き嫌いもはじまることがあります。食べることについて、気になることがあれば歯科医院が対応できるかもしれません。

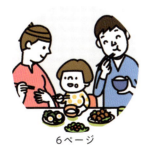
6ページ

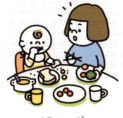
15ページ

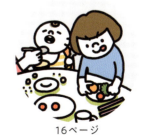
16ページ

「おはなし」のなかで出てきたこういったシーン、
実は食べることに関係があります。
気になることがあったら、ページをめくってみてください。

乳児期の食べることの発達と発育

● 哺乳期

赤ちゃんは生まれてすぐのころには、おっぱいやミルクを原始反射である「哺乳反射」という動きで飲んでいます。舌を一生懸命動かして、乳首や哺乳びんから母乳やミルクを絞りだし、舌を出しながら飲みこみます（これを、乳児嚥下といいます）。

● 離乳期〜乳幼児期

一般的には、哺乳反射の消えた生後5〜6カ月ごろから離乳食を食べはじめます。離乳食を食べはじめると、くちびるやあごを閉じて食べものを摂りこんだり、飲みこんだりすることができるようになります（これを成人嚥下といいます）。9〜11カ月のころには歯ぐきですりつぶすことができるようになり、1歳前後から「手づかみ食べ」が、1歳半ごろにはスプーンやフォークなどの食具を使うようになっていきます。3歳に近くなると乳歯（子どもの歯）が生えそろうためいろいろなものをかんで食べられるようになります。また、食具を使って食べることも上手になります。ただし、箸をきちんと使えるお子さんはこの時期ではまだ多くありません。

乳児期の食べることチェックポイント

☐ 生まれてすぐのころは母乳やミルクを飲むのに向いた口です。

☐ 生後5〜6カ月くらいから離乳食がはじまり、
　食べかたの成長に合わせて徐々に食べものも変わっていきます。

☐ 1歳半ごろから食具を使えるようになります（スプーンやフォーク）。
　ただし、3歳ごろでは箸をうまく使えないことがありますので、
　焦ることはありません。

乳児期の食べることで歯科医院に相談できること

● 哺乳期

　0～5カ月では、母乳やミルクだけで栄養を摂っている時期です（哺乳期）。このころは歯がないことがほとんどです。しかし、まれに生まれたときから歯が生えていたり（先天性歯）、早く歯が生えてきたり（早期萌出）、歯を形成する組織が残っていたり（上皮真珠）して、哺乳がうまくできなかったり、お母さんの乳首を傷つけてしまうことがあります。また、舌小帯（舌の裏にある帯状のもの）が短かったり、付いている位置によっても、哺乳が難しくなることがあります。哺乳の力が弱かったり、飲みづらそうだったり、飲む量が少ない場合、歯科医院で口のなかを診てもらうとよいでしょう。

　哺乳の力が弱い、哺乳反射が弱い、飲む量が足りているかわからないといった場合や、安定した抱っこの仕方がわからない、といったことでも相談ができます。こうした場合、医師や保健師、助産師、看護師などほかの専門職と連携して、アドバイスを行います。

● 離乳期～乳幼児期

離乳食の開始や進め方がわからなかったら

　離乳食をはじめる時期は、「哺乳反射が消えた」、「支えがあれば、一定の時間ベビーチェアなどに座っていられる」、「食べものに興味を示す」、などが目安になります。赤ちゃんの口の動きや歯の生えかた、食べる意欲に合わせて、食べものの固さなどの性状を変えていきます。どのタイミングで離乳食を始めたらよいか、食べものの性状をどう変えていけばよいかなどに迷ったら、歯科医院でもアドバイスができます。

　なお、早く生まれたお子さん（早産児）や体重の少ないお子さん（低出生体重児）などの場合は、成長がゆっくりなことがあります。離乳食の進め方は、無理に月齢に合わせるのではなく、個々の発達に合わせてあげることが大切です。

27

乳児期の食べることで
歯科医院に相談できること

食べることが進まないとき

1歳を過ぎると、それまで食べていたものを嫌がったり、好き嫌いが増えたりします。何事も自分でやりたいと思うようになり、食べさせられることを拒否することも出てきます。これは認知機能や自我の発達が進んだ証拠なので、心配する必要はありません。ただし、哺乳ばかりで離乳食を食べたがらない、極端に食べるものが限られていたり、食に興味がない、食事に集中できない、栄養が足りない、といった場合には、必要に応じて医師や管理栄養士などへの相談につなぎます。

自分で食べるのが下手だったら

手づかみ食べや食具での自食になると、一口をたくさん詰め込んだり、食べこぼしが激しくなったりします。これらも発達の過程のひとつですが、詰め込んで喉に詰まらせる、手の使いかたが下手で食べこぼしが減らない、正しい姿勢で座っていられないといった場合には、必要に応じて食べかたの練習をしたり、作業療法士などの専門家につなげることもあります。

乳児期の食べることで歯科医院に相談できること

- ☐ 哺乳期では、口の様子によっては哺乳がうまくいかない場合があります。
  この場合、歯科医院で口のなかを見てもらいましょう。

- ☐ 離乳期では、口のなかの発育によって離乳食を変えたりします。
  離乳食のタイミングや形状など、相談することができます。

- ☐ 1歳を過ぎたあたりから、好き嫌いが出てくることがあります。
  これは正常な発育によるものですが、極端に食べられるものが限られている場合や、食が細い場合、歯科医院をはじめとした医療機関に相談するとよいでしょう。

乳児期の
身体・会話・呼吸

　赤ちゃんは、身長がおよそ50cm、体重は3kg程度で生まれてきます。その後、母乳やミルクを飲むことで成長をしていきますが、これには個人差がありますので、標準的な成長から外れていたとしても、すぐに不安になる必要はありません。

　また、赤ちゃんは通常、鼻で呼吸をしていますが（鼻呼吸）、なんらかの理由により、口から呼吸してしまうことがあります（口呼吸）。口呼吸が頻繁だと、今後の歯の生えかたや歯並びなどにも影響がある場合もあります。

　赤ちゃんは、保育者の真似をすることで、声をだすことを覚えます。この時期は、赤ちゃんに向かって話しかけることが、言葉を覚えることにつながります。

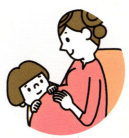
5ページ

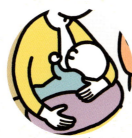
12ページ

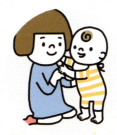
13ページ

「おはなし」のなかで出てきたこういったシーン、
実は身体・会話・呼吸に関係があります。
気になることがあったら、ページをめくってみてください。

乳児期の
身体・会話・呼吸の
発達と発育

● **身体**

　出生時、子どもの身長はおよそ50cmで、1歳までに1.5倍程度になります。また、体重については、出生時は3kg程度ですが、3〜4カ月で約2倍、1年で約3倍となります。身長と体重の成長に関しては、母子健康手帳にある成長発育曲線を参考にするとよいでしょう。

● **呼吸や声**

　食べる機能は「pre-speech（プレ・スピーチ）の段階」とも呼ばれます。つまり食べものを食べるための口の動きがまず発達し、その後、言葉をしゃべる段階に移ります。

　新生児においては、色々な母音や子音を聞き分ける能力を持っていますが、発育するにつれ、母語に必要のない知覚を消去し、母語に都合のよい音声知覚を再構成する時期と考えられています。

　声については、1歳ごろでは「アイウエオ」が同じような調子でしか発声できないのですが、3歳ごろまでにはアイウエオがそれぞれ異なるように発声することができるようになります。

　また、乳児は保育者の顔を見つめ、「口が動くこと」と「声が出ること」を結び付け、まねして声を出すようになります。そのため、外から見分けやすい「マ」や「パ」といった音が早期から出せるようになります。

乳児期の身体・会話・呼吸について

- ☐ 出生時から1歳までに、身長は1.5倍、体重は3倍程度に成長します。
- ☐ 身長と体重の成長に関しては、母子健康手帳などにある成長発育曲線を参考にするとよいでしょう。
- ☐ 乳児期は言葉を学ぶ時期として、少しずつ音声を発するようになります。まねのしやすい「マ」や「パ」といった声をはじめに出すことが多いようです。

乳児期の身体・会話・呼吸で歯科医院に相談できること

● 身体

　身長や体重が成長発育曲線を下回ると、不安になることが多いようです。ただし、成長・発育には個人差があり、兄妹においても差が生じます。成長は、「歯の生えかた」や「食べること」にも関係してきますので、気になることがあればまずは母子健康手帳をもって歯科医院に相談をしてみましょう。

● 会話や呼吸

　呼吸は基本的に鼻からするものですが、酸素をたくさん身体に運ばなければならない場合（運動のときなど）は口から呼吸することがあります。口呼吸があると、食べかたや歯並びにも影響が出てくる場合があります。乳児期においても鼻呼吸が基本ですが、母乳やミルクを飲む際に、何度もくわえ直す動き（息継ぎ）がみられると口呼吸を疑います。口呼吸が頻繁に認められる場合、歯科医院に相談してみましょう。

乳児期の身体・会話・呼吸で歯科医院に相談できること

☐ 身体の成長は「歯の生えかた」や「食べること」とも関わります。母子健康手帳などを参考に、気になることがあれば相談してみましょう。

☐ 口呼吸がある場合、食べかたや歯並びに影響が出る場合があります。

☐ 母乳やミルクを飲む際に口呼吸があるようであれば、相談をしてみましょう。

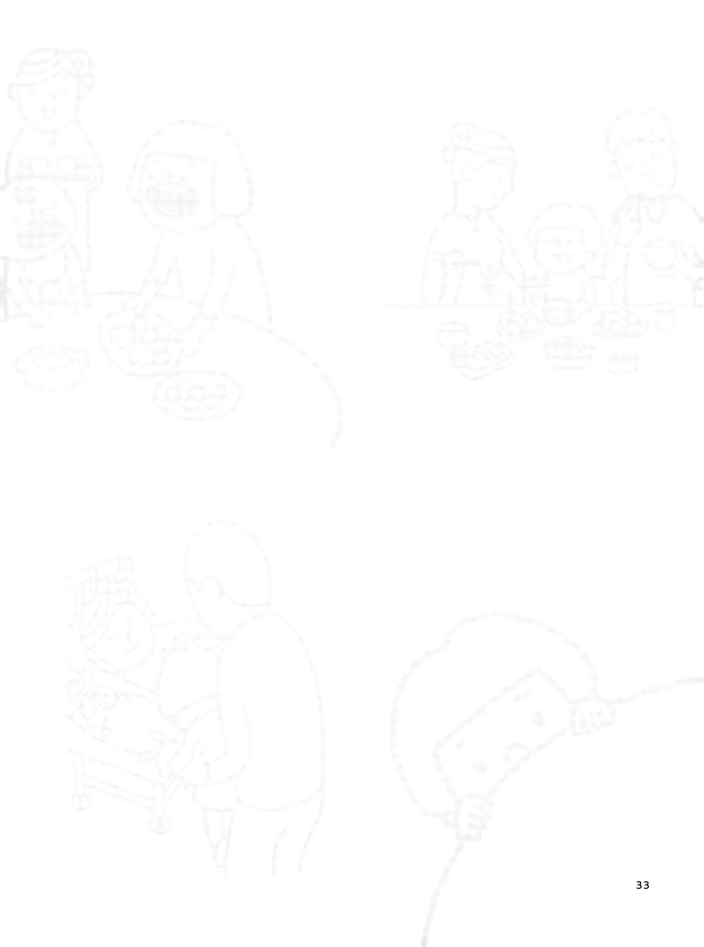

MEMO

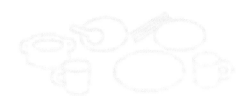